Alpha-Liponsäure
Der vielseitige Naturstoff gegen Alterung und chronische Erkrankungen

von
Michael Iatroudakis

Bibliografische Informationen der Deutschen Nationalbibliothek: Die Deutsche Nationalbibliothek verzeichnet diese Publikation in der Deutschen Nationalbibliografie; detaillierte bibliografische Daten sind im Internet über dnb.d-nb.de abrufbar.

ISBN-13: 978-1539448624
ISBN-10: 1539448622

Hinweis:

Diese Publikation wurde nach bestem Wissen recherchiert und erstellt. Verlag und Autor können jedoch keinerlei Haftung für Ideen, Konzepte, Empfehlungen und Sachverhalte übernehmen.

Die publizierten Tipps und Ratschläge sind als Hilfen zu verstehen, um jeweils zu eigenen Lösungen zu kommen. Bei offenen Fragen kontaktieren Sie bitte Ihren Hausarzt.

Das Buch ersetzt nicht eine medizinische Behandlung /Therapie oder eine krankheitsbedingte Ernährungstherapie/Beratung. Der Autor und der Verleger können keine absolute Garantie für Ihr persönliches Ergebnis übernehmen. Sie handeln in allen Fällen eigenverantwortlich.

Als Leserin und Leser dieses Buches möchten wir Sie ausdrücklich darauf hinweisen, dass keine Erfolgsgarantien oder Ähnliches gewährleistet werden können. Auch kann keinerlei Verantwortung für jegliche Art von Folgen, die Ihnen oder anderen Lesern im Zusammenhang mit dem Inhalt dieses Buches entstehen, übernommen werden.

Der Leser ist für die aus diesem Buch resultierenden Ideen und Aktionen selbst verantwortlich.

Reproduktionen, Übersetzungen, Verbreitung, Weiterverarbeitung oder ähnliche Handlungen zu kommerziellen oder nichtkommerziellen Zwecken sowie Wiederverkäufe sind ohne die schriftliche Zustimmung des Autors nicht gestattet.

Inhalt:

Einleitung   4

Alpha-Liponsäure – ein Allround-Talent   6

Die Nutzen von Alpha-Liponsäure   11

Was bewirkt Alpha-Liponsäure im Körper   13

Alpha-Liponsäure und ihre Funktionen   15

Alpha-Liponsäure: das mächtigste Antioxidans   19

Allgemein zu Alpha-Liponsäure und seine Wirkung   22

Die Wirkung von Alpha-Liponsäure im Detail   24

Entgiften mit Alpha-Liponsäure   39

Anti-Aging mit Alpha-Liponsäure   41

Alpha-Liponsäure zum Abnehmen   49

Alpha-Liponsäure als Nahrungs-   51
ergänzungsmittel

Nachwort   58

Quellen / Wissenschaftliche Studien   61

Über den Autoren   64

Ich gebe Ihnen eine Garantie   71

Bitte um ein Feedback   72

Rechtliches   73

Haftungsausschluss/Disclaimer   74

Einleitung

Die Mehrheit der Wissenschaftler und Forscher unterstützen die Theorie, dass Zelloxidationen (**Zerstörung unserer Körperzellen durch "freie Radikale"**), für Alterungsprozesse und sämtlicher Zivilisationskrankheiten mitverantwortlich sind. Diese wären Herz - Kreislauferkrankungen, Diabetes Mellitus, Immunstörungen, Hirnfunktionsstörungen, Demenz, Krebs und viele mehr.

(Zell)Oxidationen sind sogenannte Nebenprodukte der Stoffwechselvorgänge im menschlichen Organismus, die ganz erhebliche Schäden an dem Erbgut einer jeden einzelnen Körperzelle (DNA), den Proteinen und Lipiden verursachen.

Dabei wird das Erbgut (DNA) etwa 10 000 Mal am Tag von oxidativen Attacken durch freie Radikalen ausgesetzt und unsere Körperzellen, ähnlich dem Eisen das von Rost angenagt wird, nach und nach zerstört. Diese oxidativen Stoffe können zum Glück gehemmt und reduziert werden, indem sie über die Nahrung zugeführt werden. Neben den **Vitaminen A, C, E, Q 10** und Betacarotin, zählt die Alpha – Liponsäure zu den stärksten Radikalfängern überhaupt. Das Wirkungsspektrum von Alpha-Liponsäure ist durch Forschungen wissenschaftlich belegt und wird auch als das wirkungsvollste Antioxidans bezeichnet.

Die Alpha – Liponsäure kann nicht nur antioxidativ wirken, sondern ist gar in der Lage, die Produktion von oxidativen Stoffen, also den Nebenprodukten zu mindern. Neben der Fähigkeit den ganzen Organismus vor Zellschädigungen zu schützen und bereits entstandene Zellschäden zu reparieren, kann Alpha – Liponsäure die Heilung zahlreicher Krankheitsbilder unterstützen. Somit wird Alpha – Liponsäure nicht ohne Grund das Allround Talent genannt. Nebenbei erwähnt: In Deutschland wird es seit 1996 als Arzneistoff zur Behandlung von Lebererkrankungen und des peripheren Nervensystems eingesetzt.

Die Einnahme von Alpha – Liponsäure ist für Menschen, die Dauerstress und Umweltbelastungen ausgesetzt sind, eine optimale Möglichkeit dem entgegenzuwirken. Im weiteren als Therapie, können auch Personen die an Herz, Leber, Nerven, Stoffwechselstörungen oder Augen erkrankt sind, durch die Zufuhr von Alpha - Liponsäure profitieren und dadurch Heilungsprozesse in Gang setzen.

Soweit der grobe Überblick zu den Anwendungsgebieten der Alpha -Liponsäure.

Ich wünsche Ihnen eine Menge Inspiration.

Ihr
Michael Iatroudakis

Alpha-Liponsäure – ein Allround-Talent

Ein paar Fakten...

Alpha-Liponsäure, bei der es sich um eine körpereigene, vitaminähnliche Substanz handelt, wurde bereits in den 1950er Jahren aus Lebergeweben isoliert und in ihren Eigenschaften beschrieben. Der Name ist angelehnt an die Verwandtschaft mit Fettsäuren und häufig wird die Alpha-Liponsäure auch als „Universal-Antioxidans" tituliert aufgrund dessen, dass sie ein hervorragender Radikalempfänger ist. Die Liponsäure ist sowohl fett- als auch wasserlöslich, womit sie die Aktivität anderer Antioxidantien im Körper verstärkt oder sogar für diese einspringen kann, wenn die Depots anderer Antioxidantien aufgebraucht sind.

Neben dem Vitamin B1 und Niacin für den Kohlenhydrat-, Fett- und Energie-Stoffwechsel ist die Alpha-Liponsäure von elementarer Bedeutung. Die körpereigene Produktion der Liponsäure nimmt mit dem Alter ab, während der Bedarf steigt.

1951 wurde die Alpha-Liponsäure entdeckt, als die Wissenschaftler erkannten, dass die Liponsäure eine zentrale Rolle spielt bei der Umwandlung der Nahrung in Energie innerhalb der Mitochondrien – zu gut Deutsch, den Kraftwerken der Zellen. Forschungen legten dann nach und nach weitere Vorzüge der Alpha-Liponsäure an den Tag, wobei sich vor allem drei Eigenschaften ganz besonders herauskristallisiert haben und diese beherrscht die Alpha-Liponsäure aus dem FF:

- Schutz vor freien Radikalen – vor Zellalterung & Zellzerstörung

- Bei der Entgiftung von Schwermetallen, Radioaktivität & Toxinen

- Energieumwandler

Weitere Bezeichnungen für die Alpha – Liponsäure sind auch Thioctsäure, R-Liponsäure, Antioxidans, neuropathie Mittel, neurotropes Medikament.

Alpha – Liponsäure kann angewendet werden bei:

- Herz- und Kreislauferkrankungen

- Hauterkrankungen

- Augenerkrankungen wie Grauer Star usw.

- Demenz

- Diabetes mellitus

- Chronisches Erschöpfungssyndrom

- Krebs

- Peripheren Neuropathie
- Kardiale autonome Neuropathie
- Stoffwechselstörungen
- Borreliose
- Gewichtsreduktion
- Verlangsamung von Alterungsprozessen

Weitere Anwendungsgebiete:

#

Asthma, Mukoviszidose und Entzündung der Luftwege: Alpha – Liponsäure hemmt Entzündungen der Luftwege.

#

Zungen brennen: bei Einnahme von 600mg/Tag können die lästigen Beschwerden verschwinden.

#

Osteoporose und rheumatische Erkrankungen: Tierexperimentelle Studien und sogenannte Vitro Studien ergeben, dass Alpha – Liponsäure bei Gelenkentzündungen und Knochenabbau entgegenwirken kann.

#

HIV Infektionen: die Alpha – Liponsäure hemmt die Virusnachbildung.

#

Migräne: eine Studie ergibt, dass Alpha – Liponsäure bei Einnahme von 600mg/Tag über mindestens 3 Monate die Häufigkeit, Schwere und Dauer von Migräneanfällen verringert.

#

Gewichtszunahme durch Antipsychotika: die Einnahme von Alpha – Liponsäure 1200mg/Tag, sorgte bei Erwachsenen mit Schizophrenie, die durch die Antipsychotika zugenommen hatten, für eine signifikante Gewichtsreduktion von 2,3 Kilogramm in 12 Wochen und 10 Kilogramm nach 6 Monaten.

#

Sichelzellenanämie: Alpha – Liponsäure hat möglicher Weise einen positiven Einfluss auf diese Erkrankung, bei einer Dosis über 200 mg/Tag.

#

Lebererkrankungen und Schutz der Leber: Alpha – Liponsäure schützt die Leber vor oxidativen Schädigungen, unterstützt die Leberfunktion und wirkt entgiftungsfördernd.

#

Schutz des Nervensystems: Alpha – Liponsäure überwindet die Blut – Hirnschranke und schützt das Nervensystem vor oxidativem Stress.

Alpha – Liponsäure schützt vor neurodegenerativen Erkrankungen wie Alzheimer, Demenz, Parkinson und beeinflusst den Krankheitsverlauf positiv.

#

Schutz von Niere und Blase: Alpha – Liponsäure schützt die Niere vor oxidativer Schädigung, vor negativen Folgen des Harnverfalls, sowie vor Schädigung durch Medikamente wie Paracetamol und Cyclosporin A. Außerdem wirkt es der Bildung von Nierensteinen entgegen.

#

Unterstützung bei Krebs: Alpha – Liponsäure schützt nicht nur die Mitochondrien vor oxidativer Zerstörung, sondern kann auch durch die aktivierende Wirkung anderer antioxidativen Stoffe, beschädigte Strukturen reparieren. Durch die senkende Eigenschaft von oxidativem Stress, trägt es zu einer Erhöhung der Aktivierung der zellulären Abwehr, auch gegen die Folgen von oxidativem Stress bei.

Die Nutzen von Alpha-Liponsäure

Täglich ist der Körper vielfältigen Beanspruchungen ausgesetzt und das beginnt bereits mit einer ungesunden Ernährung bis hin zu der nachhaltig schädigenden Umweltbelastung. Durch die freien Radikale werden die Körperzellen angegriffen und geschädigt und die Antioxidantien wirken den freien Radikalen entgegen.

Sie enthalten neben den Vitaminen auch weitere nützliche Nährstoffe, die in ihrer Gesamtheit in unserer Nahrung und hier vor allem in Obst und Gemüse enthalten sind bzw. von unserem Körper selbst produziert werden. Dadurch kann das Mass an Zellschädigung in einem gesunden Gleichgewicht gehalten werden: Wodurch sich Krankheitsverläufe abgemildert werden und auch der allgemeine Alterungsprozess verlangsamt wird.

Vom Körper wird das Antioxidans Alpha-Liponsäure in einem geringen Maße hergestellt, doch der größte Teil wird über die Nahrung aufgenommen, wie beispielsweise mit rotem Fleisch, das von Rindern stammt, die mit frischen Gras ernährt wurden oder aber vom Fleisch aus biologischer Tierhaltung – dieses zählt zu den wichtigsten Lieferanten von diesem Allround-Talent Alpha-Liponsäure.

Die Liponsäure erfüllt eine Reihe von Funktionen,

denn sie wirkt nicht nur unmittelbar im Gehirn gegen die freien Radikale, sondern sie sorgt auch für die Regeneration anderer Antioxidantien, wie Vitamin C, Vitamin E und Glutathion, das zwar als Nahrungsmittel-Ergänzungsmittel erhältlich ist, aber nur begrenzt vom Körper verwertet werden kann, wenn es oral eingenommen wird.

Zusätzlich kann die Alpha-Liponsäure auch Coenzym Q10 und NAD (Nicotinamid-Adenin-Dinucleotid) wieder aufbereiten. Somit profitiert auch jeder der regelmäßig trainiert von einer individuell dosierten Einnahme.

Das Alpha-Liponsäure ein echtes Allround-Talent ist, das zeigt sich auch darin, dass es entzündungshemmend wirkt, beim Abbau von Schwermetallen hilft und die Insulinverarbeitung ankurbelt. Doch auf das alles wird noch näher im Verlauf eingegangen.

Was bewirkt Alpha-Liponsäure im Körper

Im menschlichen Körper hat die Alpha-Liponsäure zwei Hauptfunktionen:

1.

Alpha-Liponsäure ist in den Mitochondrien jeder einzelnen Körperzelle vorhanden und ist für die zelluläre Energieproduktion, als Coenzym von Enzymkomplexen, unabdingbar.

2.

Alpha-Liponsäure ist ein besonders wirkungsvolles und vielseitiges Antioxidans.

Pluspunkte der Alpha-Liponsäure sind:

\#

Passiert leicht die Blut-Hirn-Schranke und schützt das Gehirn

\#

Dringt in die intra- und extrazellulären wasser- und fettlöslichen Strukturen ein (Zellmembranen, Zytosol, Blutserum, Lipoproteine)

\#

Wird leicht zu Dihydroliponsäure umgesetzt, welches ein noch stärkerer Radikalfänger und ein noch wirksameres Antioxidans ist.

Die Dihydroliponsäure und die Alpha-Liponsäure machen die verschiedensten freien Radikale unschädlich wie Superoxid-Radikale, Hydroxyl-Radikale, Hypochlorid-Anionen, Peroxylradikale und Singulett-Sauerstoff. Zudem bilden sie Chelate (->eine chemische Bindung, die ein Metall oder Schwermetall bindet, es nicht mehr loslässt, bis es über die Nieren aus dem Körper ausgeschieden) mit Metallen wie zum beispielsweis Cadmium, Kupfer, Eisen und Quecksilber.

Des Weiteren bringen sie auch bereits oxidierte Antioxidantien (wasser- und fettlöslich) wie beispielsweise Vitamin C, Vitamin E, Gluthathion und Coenzym Q10 in ihre ursprüngliche aktive Form zurück. Genau das ist der Grund, warum die Alpha-Liponsäure auch als Antioxidans der Antioxidantien bezeichnet wird.

Dazu kommt, dass die Alpha-Liponsäure den intrazellulären Gehalt an Vitamin C, Glutathion, Coenzym Q10 und den antioxidativ wirksamen Enzymen wie Katalese und gluthtionreduktase erhöhen.

Alles in allem bedeutet das, dass die Nahrungsergänzung mit Alpha-Liponsäure für eine substanzielle Erhöhung der sogenannten antioxidativen Kapazität im Körper sorgt.

Alpha-Liponsäure und ihre Funktionen

Um es einmal in einem verständlichen Deutsch auszudrücken: Die Alpha-Liponsäure hat viele Funktionen in unserem menschlichem Körper und diese sind vor allem auf die **starken antioxidativen Fähigkeiten** zurückzuführen.

Von der Alpha-Liponsäure, die sowohl ein wasserlösliches, als auch ein fettlösliches Antioxidans ist, wird die übermäßige Ausbreitung der freien Radikale gehemmt und die Zellen vor den dadurch angerichteten Schäden geschützt.

Speziell schützt die Alpha-Liponsäure die Membranen (Häutchen) und die Mitochondrien (Energiezentren) der Zellen. Es kann sein, dass auf diese Weise auch der Alterungsprozess verlangsamt werden kann, denn auch die Schäden an den mitochondrialen DNA werden verringert.

Eben darauf werden auch die möglichen antikanzerogenen Wirkungen der Alpha-Liponsäure zurückgeführt. Außerdem sind mit der antioxidativen Wirkung auch die Unterstützung des Immunsystems und der entzündungshemmenden Funktionen verbunden.

Kleiner Exkurs: Freie Radikale und die Antioxidantien / oxidativer Stress

Antioxidantien und freie Radikale

Sie sind in aller Munde und trotzdem wissen viele Menschen gar nicht, was es mit den freien Radikalen in unserem Körper auf sich hat und wie die sogenannten Antioxidantien uns helfen, sie in Schach zu halten. Selbst die Wissenschaft hat noch nicht all ihre Geheimnisse und Wirkmechanismen entschlüsselt, aber dennoch weiß man heute schon sehr vieles über sie.

Antioxidantien und freie Radikale, was ist das?

Antioxidantien sind chemische Verbindungen die in der Lage sind, eine unerwünschte Oxidation von bestimmten Substanzen in Organismen zu verhindern. Der interessierte Laie kann sich das folgendermaßen vorstellen: Ganz gleich ob wir atmen, denken, essen, uns bewegen, ärgern oder freuen, immer laufen in unserem Körper Vorgänge ab, die der Wissenschaftler Oxidation nennt. Bei dieser Oxidation entstehen die sogenannten freien Radikale, die unsere Zellen altern und letztlich absterben lassen.

Freie Radikale werden sie von Wissenschaftlern genannt, weil in ihrer chemischen Struktur ein Elektron fehlt, ein Andock-Platz also frei ist. Und radikal sind sie insofern, dass sie nur 0,00000000001 Sekunden brauchen, um einem intakten vollständigen Molekül das benötigte Elektron zu entreißen.

Die so entstehende Kettenreaktion führt zum verstärkten Zelltod, Entartung von Zellen, Inaktivierung von Enzymen und Hormonen und zur Zerstörung von Rezeptoren in den Zellen. Viele Zivilisationskrankheiten lassen sich auch auf eine Erhöhung der freien Radikale zurückführen, so zum Beispiel Krebs, Demenz, Bluthochdruck, Herzerkrankungen, Schlaganfälle, Arthrose, Augenleiden etc.

Unser Organismus hat natürlich verschiedene Schutzmechanismen, um eine bestimmte Menge dieser freien Radikale abzufangen und unschädlich zu machen und dies tut er auch mit Hilfe von Antioxidantien. Er kann sie in Form von Enzymen selbst herstellen und außerdem über die Nahrung aufnehmen. Allerdings führt die moderne Zeit dazu, dass wir immer mehr freien Radikalen ausgesetzt sind.

Umweltgifte, industriell gefertigte Lebensmittel, verstärkte elektromagnetische Strahlungen aber auch Stress und Hektik sowie falsche Ernährung führen dazu, dass sich zu viele freie Radikale im Organismus ansammeln und ihn überfordern. Dann kommt es zum sogenannten oxidativen Stress mit seinen häufig schlimmen Folgen.

Wie können wir Antioxidantien von außen zuführen?

Es gibt **5 Gruppen** besonders wirksamer Antioxidantien: Vitamine, Mineralien, Spurenelemente, Enzyme und Phytochemikalien (sekundäre Pflanzenstoffe). Zu den wichtigsten Antioxidantien zählen die Vitamine C und E, die Spurenelemente Eisen, Zink und Selen, das Enzym Glutathionperoxidase und Carotinoide (rote oder orangefarbene Pflanzenstoffe).

Wir alle sollten bei unserer Ernährung darauf achten, ausreichend frisches Obst und Gemüse zu uns zu nehmen. Ebenso frische Kräuter, Samen, Sprossen und Nüsse, naturbelassene Öle und Fette, welchen den Kampf gegen freie Radikale erheblich unterstützen. Hierbei kann die Alpha Liponsäure einen erheblichen Beitrag dazu leisten.

Alpha-Liponsäure: "das mächtigste Antioxidans"

Die Alpha-Liponsäure, bzw. die a-Liponsäure, die auch als Lipon- oder Thioct-Säure bezeichnet wird, ist ein ganz besonders bemerkenswertes Beispiel, wenn es um den rasanten Erkenntnisfortschritt geht, den die Wissenschaft im Bereich, der Nährstoffe gemacht hat.

Zwar sind die Struktur, die chemischen Eigenschaften und physiologischen Funktionen dieser körpereigenen Substanz bereits in den 1950-iger Jahren entdeckt und beschrieben worden – aber das Potenzial, dass die Alpha-Liponsäure tatsächlich hat, das blieb lange ungedeckt – wenn einmal von der gelegentlichen Anwendung bei Neuropathien abgesehen wird. Vor wenigen Jahren endete dieser „Dornröschenschlaf" abrupt, als die Vitaminforscher entdeckten, welche überragenden antioxidativen Eigenschaften die Alpha-Liponsäure aufweist.

Seit dem Zeitpunkt geraten die Forscher geradezu in Schwärmerei. So urteilt einer der führenden Antioxidantienforscher der Welt, Dr. Lester Packer, Professor für molekulare Zellbiologie an der Berkeley-Universität kurz und bündig mit, Zitat:

19

„Liponsäure ist das mächtigste Antioxidans, das der Mensch kennt"

Von den Antioxidantien werden im Organismus Zell-schädigungen verhindert, die durch die freien Radikale (Oxidantien) verursacht werden. Bekannt-licherweise streiten Wissenschaftler über so einiges, doch in diesem einen Punkt sind sie sich ausnahmsweise einig: Der Hauptgrund dafür, dass wir altern, dass unsere normalen Körperfunktionen mit den Jahren nachlassen und unser Organismus auch anfälliger wird für Störungen und Degeneration wird, sind die Schäden die von den freien Radikale in un-seren Körper angerichtet werden.

Unseren Zellen werden von den Antioxidantien, wie beispielsweise Vitamin C, Vitamin E, Beta-Carotin und Selen vor Oxidation geschützt. Diese **„Radikalenfänger"** gehen mit den radikalen Molekülteilchen eine Biochemische-Reaktion ein, wodurch eine Neutralisation stattfindet. Doch bei diesem Prozess werden die Antioxidantien verbraucht – sie oxidieren. Eben aus diesem Grund muss der Körperspeicher ständig mit diesen Schutzstoffen aufgefüllt werden.

Bei der Alpha-Liponsäure handelt es sich nun in viel-erlei Hinsicht um ein herausragendes Antioxidans. Denn die a-Liponsäure ist im Gegensatz zu den an-deren Antioxidantien sowohl fett- als auch wasserlöslich. Aus diesem Grund kann die Liponsäure sowohl die wässrigen Zellbereiche wie Blut und ausserzellulären Raum als auch die fetthaltigen Zellteile wie beispielsweise die Zellwände und Membrane, schützen sowie auch die Lipoproteine im Blut oder die fetthaltigen Nervenscheiden vor Oxidation. Für Dr. Packer steht daher die Alpha-Liponsäure in der Hierarchie, der synergistisch wirkenden Antioxidantien als die „vielseitigste und mächtigste" Substanz an erster Stelle.

Die Fähigkeit der Alpha-Liponsäure, sich selbst sowie auch die wichtigen Antioxidantien Vitamin C und E, Glutathion und Coenzym Q 10 zu Regenieren, also die volle antioxidative Kraft dieser Schutzstoffe wieder herzustellen, nachdem sie bei der Abwehr der freien Radikale verbraucht wurde, ist einzigartig.

Deshalb ist die Alpha-Liponsäure, wie Dr. Packer sagt „ das Antioxidans der Antioxidantien".

Allgemein zu Alpha-Liponsäure und seine Wirkung

Fassen wir noch einmal zusammen: Alpha-Liponsäure ist ein Antioxidans, dass vom Körper selbst hergestellt wird und in direkt in den Zellen wirkt, wo es die Glucose in Energie umwandelt. Zudem wirken die Antioxidantien gegen die sogenannten freien Radikale, die ein Abfallprodukt des Stoffwechsels sind und die schädlich auf die Zellen einwirken können und damit den Körper anfälliger für Infektionen machen. Aber die meisten der Antioxidantien wirken nur im wässrigen Milieu oder aber im Fettgewebe. Doch Alpha-Liponsäure wirkt in beiden und damit im ganzen Körper!

Aber Vorsicht, denn Alpha-Liponsäure wird oftmals mit Alpha-Linolsäure verwechselt und bei letzterer handelt es sich um eine Omega-3-Fettsäure. Der Grund der Verwechslung liegt darin, dass beide Stoffe manchmal mit ALA abgekürzt werden.

Alpha-Liponsäure wird in der Medizin verwendet gegen:

- Diabetes und begleitende Symptome
- Gedächtnisverlust
- Chronische Müdigkeit

- HIV/AIDS
- Herz- und Kreislauferkrankungen
- Augenerkrankungen u. v. m.

Die Wirkung von Alpha-Liponsäure im Detail

- bei Herz- und Kreislauferkrankungen

In den Industrieländern gelten Herz- und Kreislauf-erkrankungen als die Todesursache Nr. 1 mit 50 % aller Todesfälle. Doch es ist bereits erwiesen, dass in sämtlichen Fällen ein krankhafter Prozess im Vorfeld stattgefunden hat, der als Arteriosklose bezeichnet wird. Dabei handelt es sich um Plaqueablagerungen an der Gefäßinnenhaut und der schrittweisen Sklerosierung – also Arterienverkalkung – und einer Verstopfung der Gefäße.

Wird durch diese Verstopfung der Blutfluss zum Herzen unterbunden, dann erhält dieses keinen Sauerstoff mehr und Teile des Herzmuskels sterben ab und das wird auch als Herzinfarkt bezeichnet. Sollte es sich um eine Hirnarterie handeln, die aufgrund der Arteriosklose verstopft wurde und dadurch dann die Durchblutung zum Gehirn unterbunden wird, dann wird von einem Schlaganfall bzw. Hirnschlag gesprochen.

Der Prozess der Arteriosklerose ist sehr langwierig und geht schleichend vonstatten und aus diesem Grund ist Prävention das allerwichtigste Gebot, um nicht zu den 50 % der Deutschen zu gehören, die

aufgrund einer Herz-Kreislauf-Erkrankung verster-
ben.

Es gilt hier alle erdenklichen Schutzfaktoren
auszuschöpfen, um einer Arteriosklerose vor-
zubeugen. Eben auf diesem Gebiet ist die Alpha-
Liponsäure ein wahrer Meister! Studien haben bereits
bewiesen, dass die Alpha-Liponsäure die Produktion
von vielen Faktoren unterbindet, die zu einer Ge-
fäßverstopfung, also einer Arteriosklerose führen.

-> Alpha-Liponsäure verhindert Herzinfarkt und lindert dessen Folgen

Bereits in den 1970-iger Jahren haben russische Wissenschaftler laut Passwater (1995) herausgefunden,
dass die Alpha-Liponsäure in der Lage ist, den Cho-
lesteringehalt im Blut um 40 % zu reduzieren und in
der Aorta um 45 %. Die Sauerstoffaufnahme des
Herzens konnte sogar um 72 % gesteigert werden.

Die Forscher (Packer und Colman 2000) konnten in
einem weiteren Versuch beweisen, dass die Einnahme
von Alpha-Liponsäure die Herzschäden aufgrund des
vorübergehend unterversorgten Herzmuskels und
dann des schlagartigen Rückflusses („Reperfusion")
während eines Herzinfarktes von 80 auf 40 % senken
kann.

-> Alpha-Liponsäure verhindert die Folgen eines Hirnschlags (Schlaganfalls)

In einem Tierversuch an Ratten konnte Dr. Packer mit der Gabe von Alpha-Liponsäure die Sterberate aufgrund einer Reperfusion bei einem provozierten Schlaganfall von 80 auf 25 % senken und 75 % der verschonten Tiere litten auch über keinerlei Schäden im Nachhinein.

- bei Hauterkrankungen

Die Haut als das größte Körperorgan stellt eine Schutzschicht gegen Umwelteinflüsse und Störungen der Homöostase dar, ist aber Angriffspunkt zahlreicher Einflüsse. Hauterkrankungen können Symptome und Begleiterscheinungen anderer Krankheiten sein, aber die Haut kann auch selbst erkranken. Die Ursachen sind dabei vielfältig: Infektionen, vererbte Krankheiten, übermäßige oder falsche Pflege, Kontakt mit Chemikalien oder der Angriff freier Radikale wie psychische Belastungen und Umweltbelastungen.

Die bekanntesten Hauterkrankungen sind Schuppenflechte, Ekzeme, Rötungen, Geschwülste, Pigmentstörungen und Akne. Umso wichtiger ist der Schutz vor dem Angriff dieser freien Radikalen durch die Antioxidantien. Neben Vitamine, Spurenelemente und Enzyme ist die Liponsäure als Radikalfänger sehr hilfreich.

Dabei gibt es zwei Anwendungsmöglichkeiten: Innerlich als Nahrungsergänzungsmittel oder äußerlich als Salbe und Lotion. Diese hilft vergrößerte Poren zu verkleinern und die Heilung von Akne sowie andere Entzündungen zu reduzieren.

Die Alpha – Liponsäure kann außerdem dazu beitragen, geschädigtes Kollagen abzubauen.

Eine Studie nach Dr. Perricone zeigt, dass Alpha-Liponsäure Aknenarben beseitigt. Nach einer sechsmonatigen, lokalen Anwendung konnte der Arzt Dr. Perricone einen Rückgang zwischen 70 und 80% an Aknenarben bei Probanden verzeichnen.

- bei Augenerkrankungen

Auch auf die Augengesundheit soll die Alpha-Liponsäure eine besonders positive Wirkung haben. Denn mit zunehmenden Alter steigt die Gefahr an Grauen Star zu erkranken oder eine Trübung der Augenlinse zu erleiden. Der oxidative Stress im Bereich der Linse ist eine der wichtigsten Ursachen dafür und wie es sich durch Tierversuche herausgestellt hat, bildet die Alpha-Liponsäure einen gewissen Schutz vor der Bildung von Grauen Star.

Das dem so ist, ist, dass die Alpha-Liponsäure den Spiegel von wichtigen antioxidantischen Enzymen wie Glutathion Peroxidase anhebt – so zumindest die

Meinung der Wissenschaftler.

Eine weitere verbreitete Ursache für den Verlust der Sehkraft ist der Grüne Star (Glaukom). Eine Studie konnte bei einer Personengruppe von Patienten mit Offenwinkelglaukom aufzeigen, dass sich bei der Testgruppe die entweder pro Tag 75mg Alpha-Liponsäure eingenommen hat und das über zwei Monate oder der Gruppe die 150mg Alpha-Liponsäure pro Tag für einen Monat verabreicht bekam, die Sehfunktion und andere Kriterien für die Bestimmung von Grünen Star im Vergleich zu einer Testgruppe ohne den Einsatz der Alpha-Liponsäure verbessert hat.

Außerdem legte eine Studie nahe, dass die Kombination von Alpha-Liponsäure und Vitamin E dazu beitragen kann, dass das Absterben der Zellen bei Tieren mit Retinitis Pigmentosa verhindern kann. Dabei handelt es sich um eine Augenkrankheit, die auch Menschen befällt und für die es derzeit noch keine effektive medikamentöse Behandlung gibt.

Mit dieser Augenkrankheit geht der Verlust der Sehkraft einher und die Entdeckung dieser effektiven Behandlungsmethode ist somit eine erfreuliche Nachricht.

- bei Demenz

Zahlreiche Studien haben bereits aufgezeigt, dass Alpha-Liponsäure die Fähigkeit hat, negative Auswirkungen von oxidativem Stress zu neutralisieren, wie beispielsweise die Schäden die von den freien Radikale am Nervensystem anrichten können.

Der Grund ist, dass die Alpha-Liponsäure direkt im Gehirn wirkt und alle Bestandteile einer Nervenzelle erreicht. Experimentelle Studien an Tieren haben bereits gezeigt, dass durch Schlaganfälle verursachte Gehirnschäden reduziert werden – die Überlebensrate der Tiere, die mit Alpha-Liponsäure behandelt wurden, war dreimal größer als die Tiere, die keine Alpha-Liponsäure erhalten haben.

Möglicherweise hängt die Schutzfunktion von Alpha-Liponsäure in Bezug auf die Gesundheit des Nervensystems damit zusammen, dass das Antioxidans Glutathion, welches durch den oxidativen Stress in Verbindung mit akuten zerebrovaskulären Krankheiten wie einem Schlaganfall oft stark abgebaut wird, wieder regeneriert.

Nun deuten neue Belege auch darauf hin, dass Alpha-Liponsäure auch zum Schutz gegen eine der gefürchtetsten Alterskrankheiten – Alzheimer-Demenz – beitragen kann. Die Forscher haben eine Reihe von Mechanismen identifiziert, wie die Alpha-Liponsäure helfen kann, Demenz-Krankheiten wie eben Alzheimer zu verhindern oder aber wenigstens zu lindern. Das funktioniert beispielsweise durch die Produktion von Acetylcholin, bei dem es sich um einen der wichtigsten Neurotransmitter handelt und dieser ist bei den Alzheimer Patienten nicht mehr im Gehirn ausreichend vorhanden.

Beobachtungen von Diabetespatienten, die zugleich auch an Demenz, bzw. Alzheimer litten haben aufgezeigt, dass sich deren Demenz-Krankheit nicht weiter verschlechtert hat durch die Einnahme von Alpha-Liponsäure, sondern die Hirnleistung konstant blieb.

Die Ärzte erklären sich die positive Wirkung durch das Abfangen der freien Radikale und der Botenstoffe durch die Alpha-Liponsäure. Diese Botenstoffe führen zu den Entzündungsreaktionen und sollen im Zuge der Immunabwehr die senilen Plaques angreifen, aber greifen zudem auch noch die gesunden Zellen an. Genau hier verhindert die Alpha-Liponsäure die direkte Zerstörung der Hirnzellen.

Des Weiteren wird vermutet, dass der Einfluss der Alpha-Liponsäure auf den Glucosestoffwechsel dem Energiespiegel der Hirnzellen zugute kommt. Ebenfalls fördert die Bildung von Neurotransmittern durch die Alpha-Liponsäure den schützenden Prozess.

Ebenfalls sollte in diesem Zusammenhang die Beobachtung einiger Forscher erwähnt werden: Denn sie fanden im Hirn von Alzheimer-Patienten einen erhöhten Anteil von oxidierten Lipiden (Fetten). Vermutlich kann die antioxidative Wirkung der Alpha-Liponsäure, aufgrund der geringen Molekargröße, sogar das Hirn schützen und somit vermutlich hier wesentlich den Krankheitszustand stabilisieren.

Obwohl der Einsatz von Liponsäure zur Verbesserung des Krankheitsverlaufes von Demenz und Alzheimer eine erwiesene Therapieoption ist, die bereits 1998 zur Behandlung vorgeschlagen worden ist, gibt es bislang kaum Daten oder Literatureinträge darüber.

- bei Diabetes mellitus

Die „Zuckerkrankheit" ist umgangssprachlich oder im Volksmund der Begriff, der für Diabetes mellitus genutzt wird. Dabei handelt es sich um eine sehr unangenehme und vor allem folgenschwere Erkrankung, von der ca. **8 bis 10 Millionen** Deutsche betroffen sind.

Davon sind rund 10 % aller Diabetiker von dem Typ-1-Diabetes betroffen, der aufgrund eines Insulin-Mangels entsteht und daher wird diese Art des Diabetes auch als insulinabhängiger Diabetes mellitus bezeichnet. Die Typ-1-Diabetes beginnt bereits in einem sehr jungen Alter und betrifft zumeist schon Kinder und Jugendliche.

Die zweite Art, Diabetes-Typ-2, wurde früher auch als „nicht insulinabhängiger Diabetes" bzw. als „Altersdiabetes" bezeichnet. Dabei handelt es sich um eine Erkrankung, die zumeist die älteren Menschen betrifft und nicht zwingend mit einer Insulinbehandlung einhergeht. Von dieser Diabetes-Erkrankung sind rund 90 % aller Diabetiker betroffen. Zudem fordern auch die Umweltfaktoren, Übergewicht und ein steigender Zuckerkonsum ihre Opfer und daher erkranken auch immer mehr junge Menschen an dem Typ-2-Diabetes.

Die Alpha-Liponsäure kann hier gleich auf mehreren Fronten helfen:

\#

Die Nutzung von Glucose in der Zelle für die Energiegewinnung wird durch die Alpha-Liponsäure positiv beeinflusst.

\#

Von der Alpha-Liponsäure werden die sogenannten **Transportmoleküle Glut-1 und Glut-4** aktiviert, die ebenfalls benötigt werden für die Einschleusung der Glucose in die Muskelzellen, wo diese dann als Energie verbraucht wird. Zugleich wird auch der Abbau dieser Transportmoleküle verhindert und durch diese

Mechanismen wird die Normalisierung des Blutzucker-erspiegels unterstützt. So kann die Glocuseaufnahme um über 50 % gesteigert werden.

#

Es konnte durch Studien nachgewiesen werden, dass durch die Alpha-Liponsäure auch eine Verbesserung der Insulinempfindlichkeit erzeugt wird.

#

Durch intravenöse Infusionen mit 600 mg und 1000 mg Alpha-Liponsäure konnte bei Patienten die unter dem Typ-2-Diabetes leiden, eine Verbesserung der Insulinempfindlichkeit von 27 % und 51 % erzielt wird im jeweiligen Vergleich mit einem Placebo.

Bei der oralen Einnahme konnte ebenso eine deut-liche Verbesserung des Glukosestoffwechsels bei 20 Diabetikern mit Typ-2 von 1200 mg Alpha-Liponsäure unter einer täglichen Einnahme über einen Zeitraum von vier Wochen festgestellt werden.

#

In Untersuchungen, wie beispielsweise der „Rochester Diabetic Neuropathy Study" konnte aufgezeigt werden, dass jeder zweite Diabetiker eine Neuropathie aufweist. Bei der Behandlung der diabetischen Polyneuropathie hat sich die Alpha-Liponsäure sehr gut bewährt.

Die metabolischen Veränderungen bei Diabetes können zu Funktionsausfällen von Nerven führen, wie beispielsweise Taubheitsgefühlen Missempfindungen, Kribbeln, Schmerzen, Brennen sowie Reflexausfällen.

Durch die erhöhte Einnahme von Alpha-Liponsäure kann der Energiestoffwechsel erhöht und die bestehenden Enzymblockierungen aufgehoben werden und das führt zu einer Verbesserung der Nervenleitfähigkeit. 1995 konnte Nagamtsu in seinen Studien belegen, dass durch die Alpha-Liponsäure die Signalübertragung verbessert wird und ebenso der Nervenblutfluss.

In Deutschland ist Alpha-Liponsäure offiziell als Therapeutikum zu diesem Zweck zugelassen und auch wissenschaftlich belegt.

Die Ersatzerkrankungen von Diabetes werden bekannterweise durch die freie Radikale erzeugt oder aber zumindest begünstigt.

Als DAS Antioxidans schlechthin, über die Alpha-Liponsäure die Schlüsselrolle in der Antioxidation und hilft dadurch, die Ersatzerscheinungen der Diabetes-Erkrankung zu verhindern oder aber zumindest zu mindern.

Bei 20 bis 40 % aller Diabetiker zeigen sich Herzprobleme, durch die die Sterblichkeitsrate erhöht wird. Durch Studien konnte nun nachgewiesen werden, dass die Alpha-Liponsäure einen positiven Effekt auf diese Krankheitsfolgen hat.

- bei Chronisches Erschöpfungssyndrom

Bei dem chronischen Erschöpfungssyndrom handelt es sich wohl um eine der Krankheiten, die am meisten verkannt wird. Denn kommt die Sprache darauf, dann heißt es nicht selten „Er/Sie simuliert doch nur!". Aber der Begriff „Chronisches Erschöpfungssyndrom" wird unter Laien schlicht und ergreifend mit starker Müdigkeit gleichgesetzt.

Selbst gestandene Ärzte fallen oftmals auf das gleiche Problem herein: Das Chronische Erschöpfungssyndrom" wird auch als „psychosomatische Erkrankung" bezeichnet. Dabei ist nichts weiter von der Wahrheit entfernt, denn hier handelt es sich um mehr als nur einfach „Müdigkeit".

Denn in Wirklichkeit handelt es sich dabei um eine systematische Erkrankung, die sicherlich organischer Natur ist. So geht das Chronische Erschöpfungssyndrom mit etlichen Symptomen einher, die definitiv darauf hinweisen, dass es Probleme mit dem Stoffwechsel und dem Immunsystem gibt. Aber das Chronische Erschöpfungssyndrom ist sehr schwer zu diagnostizieren, und der Grund dafür ist, dass die Symptome sehr allgemein sind und auch bei vielen anderen Krankheiten mit von der Partie sind.

Aber eines ist sicher, das Chronische Erschöpfungssyndrom ist keinesfalls mit schlichter Müdigkeit oder einer Erschöpfung sowie dem „Burn-out-Syndrom" gleichzusetzen. Sondern das Chronische Erschöpfungssyndrom weist folgende Leitsymptome auf:

#

Alle Symptome verschlechtern sich massiv durch Anstrengung und Stress.

#

Ein gestörter, unterbrochener, leichter oder auch gelegentlich **„wie betäubter"** Schlaf liegt vor.

#

Ganz besonders wichtig: Der Schlaf bringt KEINE Erholung(!)

#

Es zeigen sich Symptome ähnlich wie bei einer Fibromyalgie: diffuse Muskel- und Gelenkschmerzen und auch Kopfschmerzen

#

Die Motorik, die Konzentration, Koordination und die Gedächtnisleistungen verschlechtern sich

#

Eine Überempfindlichkeit gegenüber Geruch, Licht und Geräuschen besteht und es kann auch eine erhöhte Schreckhaftigkeit entstehen.

#

Der Blutdruck ist gegenüber dem Normalwert fast immer erniedrigt.

#

Schwindel, große Müdigkeit, Benommenheit oder auch ein abnormer „Lufthunger" treten auf und der Betroffene schnappt ständig nach Luft oder atmet tief.

#

Es kommt zu Störungen im Zuckerstoffwechsel, meist zu **Hypoglykämie** – ein erniedrigter Blutzuckerspiegel.

#

Teilweise kommt es zu einer dauerhaften Beschleunigung des Herzschlags oder zu einer anfallsweisen Beschleunigung.

\#
Alkohol, Zucker und andere Stimulanzien werden überhaupt nicht vertragen oder nur schlecht.

\#
Die Hals, - Arm- und auch die Leistenlymphknoten können geschwollen sein.

Um es auf den Punkt zu bringen, das chronische Erschöpfungssyndrom ist eine Kombination aus hormonell-vegetativer Erschöpfung und einer Entzündung mit verstärkter Aktivität des Immunsystems. Mit normalen Maßnahmen wie einem Urlaub oder einem verlängerten Schlaf besteht keine Möglichkeit, dass sich der Betroffene erholt.

Es gibt zwar keinen wissenschaftlichen Beweis dafür, dass ein Nährstoffmangel die Ursache für das chronische Erschöpfungssyndrom sein kann – aber dennoch eine ausgewogene Ernährung wirkt sich stets positiv auf die Gesundheit aus – selbst auf viele chronische Erkrankungen. Es empfiehlt sich allgemein für Betroffen auf eine gesunde Ernährung mit vielen Vitaminen und Ballaststoffen zu achten.

Entgiften mit Alpha-Liponsäure

In vielen Situationen ist eine Entgiftungskur sinnvoll und besonders bei chronischen Krankheiten kann auch immer von einer Giftbelastung ausgegangen werden. Selbst rätselhafte Symptome können ein Hinweis auf eine mögliche Giftbelastung sein, wie beispielsweise:

- Erschöpfung

- Ständige Müdigkeit

- Häufige Kopfschmerzen

- Konzentrationsstörungen

- Eine erhöhte Infektanfälligkeit

- Sogar Übergewicht, welches sich nicht abbauen lässt

Mit gezielten Maßnahmen in Form einer Entgiftungskur, kann dazu beigetragen werden, dass die krank machenden Gifte ausgeschieden werden und zudem beugen sie Krankheiten vor und leiten den ersehnten Heilungsprozess ein.

Bei dem Entgiftungsprozess ist die Alpha-Liponsäure ein ganz spezieller Stoff der viele Vorteile mit sich bringt.

Während andere Antioxidantien entweder nur fettlöslich oder nur wasserlösliche Gifte entgiften, leitet sie beide Giftgruppen aus dem Körper. So chelatiert die Alpha-Liponsäure beispielsweise schädigende Schwermetalle und das bedeutet, dass sie mit diesen schwer lösliche Bindungen eingeht.

Auf diese Weise verlieren diese Schadstoffe ihr Schadpotenzial und können ohne Probleme ausgeschieden werden. Zugleich wirkt die Alpha-Liponsäure auch hochgradig antioxidativ und fördert die Regeneration der beschädigten Proteine im Körper und kann die gebrauchten Antioxidantien – Vitamin C, E & Glutathion – wieder reaktiveren.

Eine Entgiftungskur mit Alpha-Liponsäure

Wem eine vierwöchige oder mehrwöchige Entgiftungskur zu umfangreich oder zu umständlich ist, für den stellt die Entgiftung mit Alpha-Liponsäure eine hervorragende Alternative dar, mit der ein guter Teil der Gifte aus dem Körper geleitet werden können. Doch wenigstens ein anderes Antioxidans wie beispielsweise Sulforaphan oder Curcumin sollte mit der Alpha-Liponsäure kombiniert werden. Zudem ist es auch sinnvoll, die Mineralstoffversorgung im Auge zu behalten und zur Sicherheit nach der Entgiftungskur für vier bis sechs Wochen sich der Optimierung des Mineralstoffstatus zu widmen.

Anti-Aging mit Alpha-Liponsäure

Nur die wenigsten Menschen wissen, dass die Haut das größte, schwerste und auch funktionell das vielseitigste Organ des menschlichen Körpers darstellt.

- Das größte Organ mit 1,5 bis 2 qm (je nach Körperumfang und Körpergröße)

- Das schwerste mit bis zu 10 kg

Das funktionell das Vielseitigste:

\#
Sie schützt uns vor den Umwelteinflüssen, bildet eine Hülle,

\#
Übernimmt wichtige Funktionen beim Stoffwechsel und der Immunologie

\#
Übernimmt Funktionen bei der Homöostase (inneres Gleichgewicht)

\#
Dient der Repräsentation und Kommunikation.

Aber zumeist dient die Haut als das repräsentative Werkzeug des Äußeren und sehr selten nehmen wir bewusst wahr, dass diese verletzt ist, sie an heißen Gegenständen verbrannt wird oder ein Sonnenbrand erlitten hat. Doch es ist optisch betrachtet die Hautalterung in Form von Falten, fehlender Farbe oder Altersflecken, durch die sich nach und nach das Spiegelbild des Menschen verändert und das ist genau das, was uns dann missfällt – denn wer möchte schließlich schon alt werden?

Warum altert die Haut und warum entstehen Falten?

Falten (Hautalterung) sind das allerdeutlichste Zeichen dafür das die Haut (also wir) altern und dabei spielt das chronologische Altern – aufgrund der Lebensjahre – nur eine sekundäre Rolle, sondern hier ist das physiologische Altern, aufgrund der Beschaffenheit unserer Physis, viel wichtiger. Die Vitaminforscher sind sich heutzutage einige, dass Menschen, die in einem höheren Altern, die danach aussehen, es selbst verschulden und das nämlich in dem sie:

\#

Den Körper schädlichen Einflüssen wie Rauchen, Alkohol, Stress und Sonne aussetzen.

\#

Dem Körper nicht ausreichend die Nährstoffe zuführen, die er benötigt, damit die Haut sich regenerieren kann.

#

Den Körper nicht ausreichend vor den angreifenden Freien Radikalen schützen, in dem sie ihm regelmäßige Antioxidantien zuführen.

Während der erste Punkt die Lebensumstände verdeutlicht, die eher auf das „Unterlassen" im Lebensstil basieren, beziehen sich die beiden letzten Punkte eher auf das Gegenteil, nämlich das „Unternehmen", womit das Unternehmen von Aufnahme zusätzlicher Nährstoffe, gemeint ist, die der Haut ihre Jugend verleiht bzw. wiedergibt, diese schützt und gleichzeitig auch das Altern verzögert.

Noch bis zum heutigen Tage hält sich der allgemeine Irrglaube, dass die rein äußere Anwendung von beispielsweise Cremes und Lotions im Bezug auf die Pflege der Haut wichtiger sind, als die innere Anwendung, also die Einnahme von Nährstoffen. Doch das ist wohl der breitflächigen Werbung der Kosmetika-Hersteller zu verdanken sowie auch der fehlenden Aufklärung zu dem tatsächlichen Nutzen von Vitaminen und Nährstoffen – vielen Dank der Pharmaindustrie!

Aber dem ist nicht so, denn in jeder einzelnen Minute unseres Lebens und in jeder Sekunde findet nicht nur ein Abbau statt, sondern auch ein Zellaufbau und das bedeutet, dass sich alles das, was lebende Materie ist und somit selbstverständlich auch unsere Haut, versucht sich ständig zu erneuern und genau dafür wird „Baumaterial" benötigt, und zwar in Form von Nähr- und Vitalstoffen!

Die Hautstruktur ist sehr komplex, denn sie besteht aus mehreren Schichten und dadurch bringt es mit sich, dass die äußere Anwendung von Cremes und Lotions nur eine sekundäre Rolle spielen können. Primär sind es vielmehr die Nährstoffe und die Vitalstoffe, die der Haut genau das geben, was sie benötigt um ihre Jugend zu erhalten und dem Altern zu trotzen.

Zudem wird dadurch auch die Versorgung des Organismus mit Antioxidantien gewährleistet, also mit den Stoffen, die uns vor Schäden durch die Freien Radikale (Oxidantien) schützen.

Was sind die optimalen Gegenmaßnahmen um die Haut vor Alterung und Falten zu schützen?

Unterlassungen – No-Go's bzw. UnDos:

- Zuviel Sonne

- Zigaretten und Alkohol meiden

- Stress meiden

- Eine ungesunde Ernährung - zuviel Fett, Zucker usw.

- Umweltgifte vermeiden

Unternehmungen – ToDos

Die Aufnahme von Nährstoffen, die von der Haut für die Regeneration benötigt werden. Dazu gehören kollagenaufbauende, elastinaufbauende und hautregenerierende Nährstoffe:

- Vitamin A und C

- Vitamin B-Komplex

- OPC bzw. Vitamin P

- Coenzym Q10

Die Einnahme von Antioxidantien, durch die die Haut vor Angriffen der freien Radikale geschützt wird. Dazu gehören:

- Vitamin C und E

- OPC

- Coenzym Q10

- Glutathion

- Selen

- Beta-Carotin

- L-Carnosin

…und vor allem: **"Alpha-Liponsäure"**.

Wie wirkt Alpha-Liponsäure gezielt gegen Hautalterung und Falten?

Wie bereits gelesen werden konnte, hat die Alpha-Liponsäure eine sehr dominante Stellung innerhalb der antioxidantiven Stoffe ein, und zwar in dem sie im Gegensatz zu den meisten anderen Antioxidantien, in allen Gewebeformen, also in den wässrigen als auch in den fettigen, ihre Wirkung entfaltet, und die anderen Antioxidantien im Kampf gegen die Freien Radikale regeneriert.

Somit sorgt die Alpha-Liponsäure dafür, dass die Vitamine C und E, das Coenzym Q10 und andere nicht aufgebraucht werden und viel schlimmer nicht zu Freien Radikalen mutieren. Damit kann die Alpha-Liponsäure eine Unterversorgung mit diesen Substanzen sogar bis zu einem gewissen Grad kompensieren.

In Studien konnte nachgewiesen werden, dass der Abbau von dem für die Haut wichtigen Coenzym Q10 während einer UV-Bestrahlung, also Solarium oder Sonnenstrahlen um 40 % verringert werden kann, wenn zuvor eine lokale Anwendung von Alpha-Liponsäure stattgefunden hat.

Aber Alpha-Liponsäure kann noch viel mehr! Während der traumatisierenden Aktivitäten, wie eben der UV-Bestrahlung werden Entzündungsreaktionen ausgelöst und damit schädliche Enzyme produziert von der das Hautkollagen „angefressen" wird. Doch bevor diese gefräßigen Enzyme auch nur gebildet werden können, wird der sogenannte Transkriptionsfaktor (AP-1) durch das UV-Licht aktiviert. Genau diese Faktoren führen dann zu den Hautschäden und diese werden in Form von kleinen Micronarben dann nach und nach zu Falten!

Genau an diesem Punkt kann laut dem Forscher Perricone die Alpha-Liponsäure einen Gegenmechanismus einleiten, in dem von ihr Gegenenzyme gebildet werden, die das beschädigte Kollagen abtragen, die besagten Micronarben reparieren und damit die Falten glättet.

Ein weiterer Transkriptionsfaktor – NF-kB – fördert ebenfalls die Hautalterung, in dem sich dieser an die DNA bindet und entzündungsfördernde Eiweiße produziert, durch die dann die Hautalterung und auch die Faltenbildung gefördert wird. Diese altersbedingte Aktivität von NF-kB kann gesenkt werden durch die Einnahme von Alpha-Liponsäure.

Auch Zucker ist ein Faktor dafür dass Entzündungen in den Zellen entstehen und im Zuckerabbau ist eine weitere wichtige Eigenschaft von Alpha-Liponsäure zu finden. Denn auch diese Entzündungen führen zu einer schnellen Hautalterung, mit der neben den Falten auch grobe Poren entstehen sowie braune Flecken, bei denen es sich um die sogenannten „Altersflecken" handelt.

Nur Alpha-Liponsäure ist in der Lage diesen Prozess zu stoppen und kann diesen sogar rückgängig machen. Dabei handelt es sich nicht einfach mehr nur um Anti-Aging, sondern eher um ein Re-Aging, denn hier wird der Alterungsprozess nicht nur aufgehalten, sondern sogar revidiert.

Alpha-Liponsäure zum Abnehmen

Eine elementare Rolle als Coenzym spielt die Alpha-Liponsäure bei zahlreichen energieumwandelnden Enzymkomplexen. Dabei wandelt die Alpha-Liponsäure den Nahrungszucker und die Nahrungsfette in Energie um und das, noch bevor diese in Form von Körperfett gespeichert werden können. Zu diesen Enzymkomplexen, deren wichtiger Bestandteil die Alpha-Liponsäure ist, gehören:

- Pyruvat-Dhydrogenase-Komplex
- Alpha-Ketoglutarat-Dehydrogenase-Komplex
- Aminosäure-Dehydrogenase-Komplex
- Ersatzfunktionen für Coenzym A (CoA)

Die Insulinausschüttung wird verhindert und der Fettabbau erleichtert Eine sehr wichtige Rolle spielen die Pyruvat-Dehydrogenase und die Alpha-Ketoglutarat-Deyhdrogenase innerhalb der Energiegewinnung durch den Zuckerabbau, der sogenannten Glykolyse. An der Umwandlung der Nahrungsfette in Energie ist wiederum das Coenzym A beteiligt und die Alpha-Liponsäure unterdrückt des Weiteren eine zu hohe Insulinausschüttung. Denn Insulin hemmt die Fettverbrennung und die Alpha-Liponsäure schließt diesen Störfaktor zusätzlich aus und unterstützt so das Abnehmen. Zu diesem Zweck werden pro Tag zwischen 300 und 600 mg an Alpha-Liponsäure verabreicht.

Nebenbei erwähnt: Die Alpha-Liponsäure im Kraftsport

Alpha-Liponsäure hat sich in den Supplements für Kraftsportler und Bodybuilder einen festen Stammplatz erkämpft. Die Einnahme, also die Supplementation mit Alpha-Liponsäure kann zu einem messbaren Kraftzuwachs führen und damit folglich zu einem effektiveren Muskelaufbau. Es wird davon ausgegangen, dass die Alpha-Liponsäure die Nährstoffe wie Aminosäuren und Creatin effizienter in die Muskelzellen einschleust und darauf resultiert eine bessere Kraft- und Muskelentwicklung.

Alpha-Liponsäure als Nahrungsergänzungsmittel

Wie viel und wie oft die Alpha-Liponsäure eingenommen werden soll/kann, das ist stark abhängig von den Ausgangsbedingungen: Also ob man gesund ist und die Alpha-Liponsäure vorbeugend einnimmt – zu Präventionszwecken – oder aber bei Erkrankungen als begleitende Therapie.

Bei der Einnahme von Alpha – Liponsäure ist neben der Dosierung, Darreichung und Nebenwirkung auf die Qualität des Nahrungsergänzungsmittels zu achten.

Die preiswerteren Nahrungsergänzungsmitteln mit Alpha – Liponsäure bestehen zu 50% aus **S(-) Alpha – Liponsäure** (der synthetisierten Form) und zu 50% aus **R(+) Alpha – Liponsäure** (der natürlichen, körpereigenen Form). Dabei hat nur die R - Form gesundheitsfördernde Wirkungen, die S - Form hat dabei keine Funktion.

Alpha - Liponsäure ist die in Nahrungsergänzungen eingesetzte Form und besteht meist aus einem 1:1-Verhältnis von zwei Isomeren der Alpha - Liponsäure.

Dabei gilt die folgende Zusammensetzung mit der jeweiligen Wirkung:

-> R-Liponsäure mit teilweise therapeutischer Wirkung

-> S-Liponsäure mit keiner oder nur geringer therapeutischer Wirkung

-> R/S-Liponsäure, beide Liponsäure-Formen gemischt

Dosierung/Darreichung

Die antioxidative Wirkung beginnt bei der ALP bereits mit einer Aufnahme von 25 -50 mg/Tag. Eine präventive oder therapeutische Wirkung mit (R/S) Alpha – Liponsäure wird mit einer Dosis von 250 - 900 mg/Tag erreicht. Als natürliche Form ist eine geringere Dosis ausreichend. Um eine möglichst effektive Resorption und Wirkung zu erzielen, ist die Einnahme von Alpha – Liponsäure 30 Minuten vor der Mahlzeit oder 2 Stunden nach der Mahlzeit zu beachten. Andernfalls kann eine gute Resorption verhindert werden. In Kombination mit Vitamin E hat Liponsäure eine Blut verdünnende Wirkung und ist bei Marcumar Patienten als Dauermedikation geeignet.

Um den Wirkstoff schneller in die Blutbahn zu bringen, kann Alpha – Liponsäure als Infusion oder Injektion verabreicht werden. Dies ist vor allem bei einer schweren diabetischen Neuropathie der Fall. Arzneimittel, die zur Therapie verwendet werden, sind unter den Handelsnamen Alpha-Lipogamma, Alpha-Lipon STADA, Alpha-Vibolex, Biomo-Lipon, espa-lipon, Liponsäure-ratiopharm, Neurium, Pleomix-Alpha, Sana Alpha-Liponsäure, Thioctacid, Thiogamma, Tromlipon und Vitatrans käuflich.

Was die äußerliche Anwendung betrifft, ist die Alpha – Liponsäure in Salben oder Lotionen meist mit einem Anteil von 1% enthalten und einer Konzentration von 3 -10 %. Neben der mit Alpha – Liponsäure, gibt es die Dihydro – Liponsäure. Diese sind therapeutisch effektiver.

Als vorbeugende Maßnahme

Um sich gesund zu halten, also zu Zwecken der Gesundheitserhaltung sollte präventiv 2x täglich jeweils eine Dosis von circa 50 mg – 150 mg Alpha-Liponsäure eingenommen werden.

Bei Erkrankungen

Wer bereits erkrankt ist und die Alpha-Liponsäure zu therapeutischen Zwecken anwenden möchte, der kann die Dosis entsprechend höher wählen.

->Bei Diabetes

Im Rahmen ihres Therapieplans können Diabetiker zumeist eine Dosis von 600 bis 900 mg täglich einnehmen. Darüber hinaus wird die Einnahme von Alpha-Liponsäure eine geringere Dosis an Insulin erfordern – das bedeutet, dass hier unbedingt eine Absprache mit dem zuständigen Arzt zu erfolgen hat!

Soll die Nervenleitfähigkeit des Patienten verbessert werden – Stichwort „diabetischer Fuß" – wird die die Dosis der Alpha-Liponsäure zumeist hoch dosiert und – circa 300 – 600 mg/Tag – und das über zwei Wochen intravenös verabreicht. Im Anschluss erfolgt dann eine orale Medikation von circa 200 bis 400 mg Alpha-Liponsäure pro Tag.

->Für eine gesunde, faltenfreie Haut

Neben den Cremes und Lotions die Alpha-Liponsäure enthalten, wird eine orale Einnahme von 50 bis 100 mg pro Tag empfohlen und das auf zwei Gaben täglich verteilt.

->Zum Zwecke des Abnehmens

Selbst für diejenigen die Abnehmen möchten, ist Alpha-Liponsäure hilfreich.

Hier gilt für Übergewichtige, die an Gewicht verlieren

möchten eine Einnahme von 300 bis 600 mg täglich.

Die Sicherheit bzw. die Nebenwirkungen

Selbst wenn die Alpha-Liponsäure höher dosiert wird, konnten in den dreissig Jahren der Anwendung keinerlei gravierenden Nebenwirkungen beobachtet werden. Daher gilt die Einnahme von Alpha-Liponsäure als sicher.

Das Team rund um Prof. Dan Ziegler hat jedoch bei höheren Dosierungen jenseits der 600 mg Nebenwirkungen beobachtet wie Übelkeit, Erbrechen und Schwindelgefühle – die jedoch bei einer Einnahme von unter bzw. bis höchstens 600 mg pro Tag nicht mehr auftraten.

Nebenwirkung und Kontraindikationen

Als beobachtete Nebenwirkungen sind selten bis sehr selten:

- Kopfschmerzen
- Übelkeit, Erbrechen, Durchfall und Bauchschmerzen
- Geschmacks & Überempfindlichkeitsstörungen
- Sehstörungen

- Schwitzen

- Schwindel

- Hautirritationen

Es sind einige Vorsichtmaßnahmen bei der Einnahme von Alpha – Liponsäure zu beachten:

\#

Da durch die Alpha - Liponsäure die Insulinresistenz und der Blutzucker sinken können, ist es notwendig, seine Blutzuckerwerte zu kontrollieren und den Arzt davon in Kenntnis zu setzen.

\#

Während der Anwendung ist der Alkoholkonsum nicht erlaubt.

\#

Während der Anwendung kann ein veränderter Geruch des Urins auftreten, der jedoch keine Bedeutung hat.

Kontraindikationen:

Schwangere und stillende Mütter sollten nur unter strenger Kontrolle des Arztes Alpha -Liponsäure einnehmen. Ob der Wirkstoff in die Muttermilch übergeht, ist bislang nicht bewiesen.

Aus Vorsichtsmaßnahmen wird während der Einnahme vom Stillen abgeraten. Kinder und Jugendliche dürfen mit Alpha-Liponsäure nicht behandelt werden.

Hinweis: Bei einer Selbstmedikation sollten Sie vorher Ihren Arzt oder Apotheker miteinbeziehen.

Nachwort

Es gibt eine Reihe von wissenschaftlichen Studien über die Fähigkeiten von Alpha – Liponsäure. Gleich, ob Sie präventiv oder therapeutisch durch die Einnahme Ihren Organismus unterstützen wollen, ist Alpha -Liponsäure mit ihrer dreifachen Fähigkeit Antioxidans – Q-Enzym und Entgiftung, für alle Fälle geeignet.

Noch einmal eine kurze Zusammenfassung über die Wirkungsweisen von Alpha -Liponsäure für Sie:

#
Alpha -Liponsäure schützt und beugt Zivilisationserkrankungen vor.

#
Alpha -Liponsäure kann sowohl präventiv, als auch therapeutisch eingesetzt werden.

#
Alpha -Liponsäure schützt den gesamten Körper vor freien Radikalen, bis in das Gehirn.

#
Alpha -Liponsäure besitzt die Fähigkeit im Kampf gegen freie Radikale andere Antioxidantien zu regenerieren.

#

Alpha -Liponsäure verstärkt die Wirkung von den Vitaminen C, E oder dem Co Enzym.

#

Alpha -Liponsäure wird erfolgreich bei der Ausleitung von Schwermetallen und Vergiftungen eingesetzt und kann rettend bei Pilzvergiftung sein.

#

Alpha -Liponsäure kann Radioaktivität effizient aus dem Körper ausleiten.

#

Alpha -Liponsäure bringt Zucker effizient in den Blutkreislauf, was für Diabetiker, Sportler und Übergewichtige von elementarer Bedeutung ist.

#

Alpha -Liponsäure schützt vor Nervenschäden, Demenz sowie Alzheimer-Erkrankung und hemmt den weiteren Krankheitsverlauf.

#

Alpha -Liponsäure regeneriert die Hautzellen und entfernt Falten, Aknenarben bis zu 80%.

#

Alpha -Liponsäure sorgt für eine Verjüngerung (Anti -Aging) innerlich und äußerlich.

Diese Vielseitigkeit macht Alpha - Liponsäure zu den stärksten fünf Radikalfängern, der neben allen anderen als Allround Talent bezeichnet wird. Alpha - Liponsäure verheißt die Chance auf ein langes Leben in Gesundheit und Schönheit, die sich jedem Einzelnen durch die Einnahme bietet.

Wenn Sie zu der Gruppe Menschen gehören, die den freien Radikalen stark ausgesetzt sind, wie dem Dauerstress, altersbedingten (chronische) Krankheiten oder ernährungsbedingte Faktoren aufweisen, dann ist für Sie die Ergänzung von Alpha -Liponsäure sehr sinnvoll. Begleitend zu einer Therapie sollten Sie auf jeden Fall ärztlichen Rat einholen.

Ich wünsche Ihnen eine Menge Gesundheit.

Ihr
Michael Iatroudakis

Quellen / Wissenschaftliche Studien

- Studie zur Entgiftung von Schwermetallen nach Burgstein 2000

- Studie zur Ausleitung von Schwermetallen nach Pfaffly 2001

- Studie zur Ausleitung von Radioaktivität durch Alpha L. nach Korkina et al. 1993

- Studien zur Normalisierung des Blutzuckerspiegels nach Passwater 1995, Biewenga et al. 1997, Ley 1996, Ziegler et al. 1999b

- Studien z. Verbesserung d. Insulinempfindlichkeit nach Packer L, Kraemer K, Rimbach G.

- Studien nach Nagamatsu et al. 1995: Alpha L., Nervenblutfluß und die Signalübertragung der Nerven

- Studie nach Ziegler et al.1997: Alpha L. bei Herzproblemen

- Studie nach Dr. Burton: Alpha L. bei Hepatitis C

- Studie nach Zhang und Frei 2001: Alpha L. und Arteriosklerose

- Studie nach Dr. Parker: Alpha L. bei Grauem Star und Augenproblemen

- Studie nach Münch et al. 2000 und Hager et al. 2001: Alpha L. bei Alzheimer und Demenz

- Studie nach Perricone 2001: Alpha L. bei Falten, Tränensäcken, aufgedunsener Haut, fahler und fader Haut

Alpha-Liponsäure - das Multitalent: Gegen freie Radikale, Umweltgifte, Zellalterung v. Josef Pies

Sana Alpha-Liponsäure - Privatpraxis für Physiotherapie und Naturheilkunde Furgler & Gräfe

Alpha-Liponsäure - Studien - Alphaliponsäure, Liponsäure

https://www.centrosan.com/Wissen/Naehrstoff-

Lex-ikon/Detailansicht_Objekte_Lexikon.php?we_objectID=113

http://www.vitalstoffmedizin.com/vitaminoide/alph
a-liponsaeure.html

Alpha-Liponsäure: Wirkung - Onmeda: Medizin &
Gesundheit

Über den Autor

Lizensierter Fitness-Trainer, Fitness-Lehrer, zertifizierter "MovNat" Trainer, Ausbildung zum Heilpraktiker, Autor, Solopreneur, Digitaler Nomade und Lebenskünstler... ;)

Bereits erschienen (Bücher / eBooks):

Die Matrix-Diät: „Abnehmen m. Körper, Geist & Seele"

Der Smoothie-Guide ...ein unterhaltsamer Ratgeber

Xylit „Das süße Wundermittel"

Der Paleo-Lifestyle: Steinzeitfitness im 21. Jahrhundert

Der Matcha Tee: Das grüne Wunder aus Japan

Das Kokosöl: Das Geheimnis äußerer Schönheit, stabiler Gesundheit und grenzenloser Energie

Die Steinzeit-Diät: In 28 Tagen zum Wohlfühlgewicht

Die Smoothie-Diät: Gesund und lecker abnehmen mit selbstgemachten Smoothies

Kolloidales Silber: Das natürliche Antibiotikum für Mensch, Tier und Pflanze

Moringa Baum: Mehr Gesundheit, mehr Energie und jünger aussehen mit dem Wunderbaum

Die Zistrose: Das Wunderkind unter den Heilpflanzen

Omega 3: Die wiederentdeckte Fettsäure gegen Herz-Kreislauferkrankungen, Alzheimer, Depressionen, Arthrose, ADHS und Entzündungen

4SuperFoods: Matcha-Tee, Kokosöl, Moringa-Baum, Zistrose (Sammelband 1)

Vitamin D: Das Superhormon gegen Herz-Kreislauferkrankungen, Krebs, Depressionen, Grippe und mehr…

Projekt Diät: Artgerecht zum Wohlfühlgewicht / Sammelband

4SuperFoods: Vitamin D, Wasser, Gerstengrassaft, Omega 3 (Sammelband 2)

Wasser: Das Lebenselixier für Gesundheit, Vitalität und Wohlbefinden

Das Vitamin K: Das vergessene Vitamin

Der Vitamin D & K Faktor: Der Rundumschutz für chronische Erkrankungen

Krafttraining: Kraft ist die bessere Medizin

Der Detox-Plan: Gesundheit, Lebensenergie und jünger aussehen durch natürliche Entgiftung

Zucker: Die (süße) tödliche Verführung [Fettleibigkeit, ADHS, Herz-Kreislauferkrankungen, Diabetes / WISSEN KOMPAKT]

Kokoswasser: Das Natürliche Elixier des Lebens (Anti-Aging, Entgiftung, Sport, Kokosnuss / WISSEN KOMPAKT)

Die Kokosnuss: Wunderfrucht von den Tropen (Sammelband)

10 Superfoods: Powerfoods für mehr Gesundheit, mehr Lebensenergie und natürliches Anti-Aging (Argan-Öl / Kurkuma / Baobab Affenbrotbaum / Chia Samen und mehr

Kakao: Die wundersame Heilkraft der Kakaobohne

Kokosöl: Das Wunder-Öl in der täglichen Praxis

10 Superfoods 2: Powerfoods für mehr Gesundheit, mehr Lebensenergie und natürliches Anti-Aging

10 Superfoods 3: Powerfoods für mehr Gesundheit

Chia-Samen: Wundersamen für mehr Gesundheit und Lebensenergie

Barfuß-Fitness: Wie unsere Füße unsere Gesundheit beeinflussen

Paleo30: Mehr Wissen, mehr Erfolg (Steinzeiternährung)

Glutathion: Das Entgiftungs- und Anti-Aging Wunder

Die Kaizen-Diät: In kleinen Schritten zum Wohlfühlgewicht

Paleo Fast-Food: 33 Rezepte aus der Steinzeitküche

Paleo30: Der ultimative Starter-Guide (Sammelband)

Vorsicht SITZEN: Die unterschätzte Gefahr

Ein gesunder Geist steckt in einem gesunden Körper
Band 1

Ein gesunder Geist steckt in einem gesunden Körper
Band 2

Avocado-Öl: Das wertvolle Pflanzenöl aus der Frucht der Avocado

Krill-Öl: Die neue Generation von Omega-3-Fettsäuren

Die Welt der Öle: Kokosnuss-Öl, Avocado-Öl & Krill-Öl (Sammelband)

Das Tabata-Prinzip: 4-Minuten-Workout für maximale Fitness

10.000 Schritte zum Wohlfühlgewicht: Schritt für Schritt erfolgreich abnehmen

Life Hacks "GESUNDHEIT": 20 präventive Anwendungen für Körper, Geist & Seele

Kurkuma: Das Wundergewürz mit Heilwirkung

OPC: Jung bleiben und alt werden mit dem antioxidativen Wirkstoff aus dem Traubenkern

Camu Camu: Die Vitamin C-reiche Powerfrucht aus den Tropen

MSM: Natürlicher Schwefel gegen chronische Erkrankungen

Vitamin C "Hochdosiert": Das unterschätzte Vitamin in der Ernährungslehre

BIG3: Vemeide diese 3 angeblich gesunden Lebensmittel

Superfoods "Regional": Powerfoods direkt vor unserer Haustür

L-Carnosin: Die geheimnisvolle Aminosäure für ein langes und gesundes Leben

Vitamin B12-Mangel: Die unterschätzte Volkskrankheit ((Erschöpfung, Depressionen, Müdigkeit, Vegan, Vegetarier)

Magnesiumöl: Das lebenswichtige Mineral für mehr Gesundheit und Lebensenergie

Die Macht der Geduld: Mehr Beharrlichkeit für ein stressfreies und gesundes Leben

Homepage:

www.meine-superfoods.com

www.my-kindle-ebooks.de

www.smoothie-guide.de

www.xylit-xylitol.com

www.der-paleo-lifestyle.de

Der "STEINZEIT-DIÄT" Online-Kurs:

www.steinzeit-paleo-diaet.de

Ich gebe Ihnen eine Garantie

Mir ist es sehr wichtig, dass Sie aus diesem Buch den größtmöglichen Nutzen ziehen. Sollten Sie dennoch enttäuscht sein und Sie keinerlei Nutzen verzeichnen könnten, dann schreiben Sie mir eine E-Mail und ich erstatte Ihnen ohne Wenn und Aber den Kaufpreis zurück.

In dieser Hinsicht vertraue ich Ihnen als ehrlichem Menschen.

Bitte um ein Feedback

Eine persönliche Bitte:

- Sollte irgendetwas in diesem Buch nicht stimmen.

- Sollte eine Behauptung nicht richtig sein.

- Haben Sie einen Abschnitt/oder ein Kapitel nicht verstanden?

- Haben Sie sich über einen Satz/einen Abschnitt aufgeregt?

- Habe ich irgendwo undeutliche Formulierungen benutzt?

Und ergänzend alles andere…

Dann nehmen Sie mit mir Kontakt auf:

info@my-kindle-ebooks.de

Dieser Weg ist mir lieber, als wenn der Leser dieses Buch mit negativen Gefühlen beschließt.

Rechtliches

Der Autor übernimmt keine juristische Verantwortung und keinerlei Haftung für Schäden, die aus der Benutzung dieses Buch entstehen. Außerdem ist der Autor nicht verpflichtet, Folge- oder mittelbare Schäden zu ersetzen. Gewerbliche Kennzeichen- und Schutzrechte bleiben von diesem Titel unberührt.

Das Werk ist einschließlich aller Teile urheberrechtlich geschützt. Das vorliegende Werk dient nur dem privaten Gebrauch. Alle Rechte, auch die der Übersetzung, des Nachdrucks und der Vervielfältigung dieses Titels oder von Teilen daraus, verbleiben beim Autor.

Ohne die schriftliche Einwilligung des Autors darf kein Teil dieses Dokumentes in irgendeiner Form oder auf irgendeine elektronische oder mechanische Weise für irgendeinen Zweck vervielfältigt werden.

Haftungsausschluss/Disclaimer

Der Besuch unserer Seiten kann nicht den Arzt ersetzen. Suchen Sie bei unklaren oder heftigen Beschwerden unbedingt einen Arzt auf! Die Informationen auf unseren Seiten sind vom Autor und Verlag sorgfältig recherchiert und zusammengestellt worden.

Dennoch kann keine Garantie übernommen werden. Die hier dargestellten Informationen dienen nicht Diagnosezwecken oder als Therapieempfehlung. Eine Haftung des Autors und Verlages für Personen-, Sach- und Vermögensschäden durch die Gesundheitstipps und Rezepte auf unseren Seiten wird ausgeschlossen.

Herausgeber:

Michael Iatroudakis
Am Schmittsberg 14
68519 Viernheim
Tel.: Auf Anfrage

Email: info@my-kindle-ebooks.de